Sameh ACHOURA
Kaouther SOMRANI

Hérnia discal lombar em adolescentes

Sameh ACHOURA
Kaouther SOMRANI

Hérnia discal lombar em adolescentes

Caraterísticas clínicas e métodos de tratamento

ScienciaScripts

Cover image: www.ingimage.com

This book is a translation from the original published under ISBN 978-620-6-71123-0.

Publisher:
Sciencia Scripts
is a trademark of
Dodo Books Indian Ocean Ltd. and OmniScriptum S.R.L publishing group

120 High Road, East Finchley, London, N2 9ED, United Kingdom
Str. Armeneasca 28/1, office 1, Chisinau MD-2012, Republic of Moldova, Europe
Printed at: see last page
ISBN: 978-620-8-06142-5

ÍNDICE DE CONTEÚDOS

INTRODUÇÃO

Uma hérnia discal ocorre quando parte do núcleo pulposo (o núcleo pulposo do disco intervertebral) passa através do anel fibroso (o anel fibroso) para o canal espinal atrás dele. Este núcleo pode então comprimir a raiz nervosa.

É frequentemente o resultado da involução degenerativa do disco intervertebral. Provoca a deformação ou a rutura do ligamento vertebral comum posterior. Isto leva a uma redução do calibre do canal vertebral ou do canal de conjugação, responsável pela compressão de uma ou mais raízes nervosas, daí o aparecimento do sintoma clínico: a lombociática, que é a primeira causa de consulta em neurocirurgia, reflectindo o conflito disco-radicular.

Ocorre principalmente nas últimas vértebras lombares, em consequência dos elevados níveis de pressão que estas têm de suportar durante movimentos de força ou traumatismos (1).

A HDL é uma causa rara de morbilidade nos adolescentes. A sua patogénese ainda não foi totalmente elucidada, mas foram referidas causas genéticas, traumáticas e biomecânicas como factores de desenvolvimento da HDL em menores de 19 anos.

A HDL nos adultos é uma patologia frequente. É causada pela degeneração e desidratação do disco.

O nosso estudo centra-se no HDL em doentes com menos de 19 anos de idade. A sua incidência a nível mundial é de 4 por 10.000.

Neste caso, o disco está bem hidratado. A HDL nos adolescentes é, portanto, considerada uma patologia totalmente distinta da habitualmente observada nos adultos, devido à sua patogénese e história natural. específica. A idade em que ocorrem as alterações epidemiológicas ainda não está bem definida.

Devido à raridade desta doença em pessoas com menos de 19 anos, é frequentemente diagnosticada tardiamente.

Este facto levou-nos a fazer dele o objeto de um estudo com os seguintes objectivos

- Identificar as caraterísticas clínicas e paraclínicas das hérnias discais lombares em adolescentes que as distinguem das dos adultos.

- Determinar o seu tratamento e o seu prognóstico.

MÉTODOS

1. Equipamento:

Trata-se de um estudo descritivo retrospetivo transversal de 15 pacientes com menos de 19 anos de idade operados por HDL no departamento de neurocirurgia do Hôpital Militaire Principal d'Instruction de Tunis (de janeiro de 2012 a dezembro de 2019).

Critérios de inclusão :

O nosso estudo incluiu todos os doentes com HDL que foram submetidos a cirurgia no nosso departamento durante o período de estudo e cuja idade era inferior a 19 anos, independentemente do sexo.

Critérios de não-inclusão :

Este estudo não incluiu :

- Doentes operados por HDL e com idade superior a 19 anos.

- Doentes com menos de 19 anos de idade com HDL não operado

- Ficheiros que não podem ser utilizados ou estão incompletos.

- Doentes operados fora deste período.

Foram selecionados 15 casos que cumpriam os critérios de inclusão e exclusão.

2. Métodos :

Todos os pacientes foram tratados e seguidos no departamento de neurocirurgia do Hospital Militar Principal de Instrução em Tunes. Os dados clínicos foram recolhidos utilizando a informação contida em :

- Os ficheiros dos doentes do serviço.

- Formulários de consulta.

- Relatórios cirúrgicos.

Os dados recolhidos permitiram estudar, para cada doente :

- Frequência e caraterísticas epidemiológicas: idade, sexo, antecedentes pessoais e familiares, atividade física.

- As caraterísticas clínicas e paraclínicas do HDL.

- Tratamento da HDL: indicação para cirurgia, técnica cirúrgica.

- Resultados pós-operatórios imediatos e a longo prazo: duração do internamento hospitalar, melhoria dos sintomas.

Declaração de interesses

Declaramos que não temos conflitos de interesse em relação ao nosso estudo.

3. Estudo estatístico :

Os dados foram introduzidos num ficheiro EXCEL.

Para comparar os nossos resultados com os da literatura, realizámos uma pesquisa bibliográfica no Pub Med, ScienceDirect e Google Scholar, utilizando as seguintes palavras-chave: hérnia discal lombar, adolescente, diagnóstico, cirurgia.

RESULTADOS

1. Epidemiologia :

Idade no momento da operação :

A idade dos doentes na altura da cirurgia variava entre os 14 e os 18 anos. A média de idade foi de 16,6 anos.

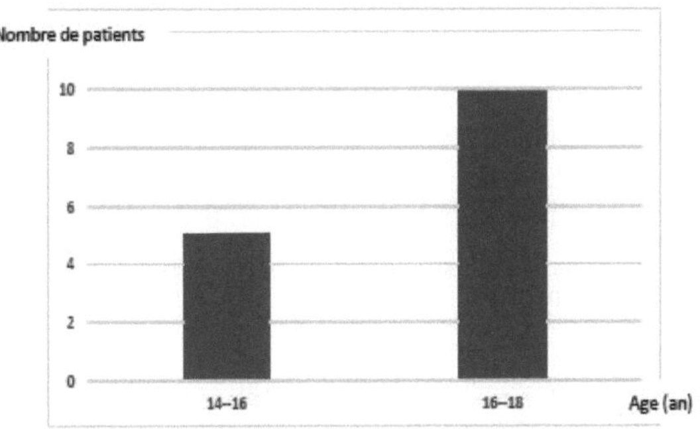

Figura 1: Distribuição etária dos doentes

Género :

Verificou-se uma predominância do sexo masculino, com 10 homens e 5 mulheres. O rácio entre os sexos obtido foi de 2. O diagrama seguinte mostra esta distribuição.

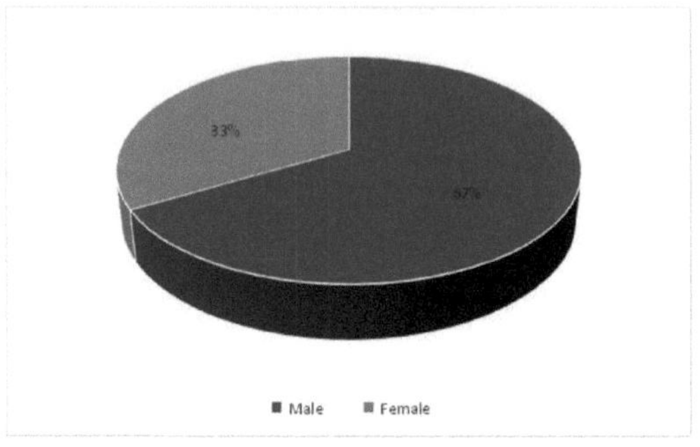

Figura 2: Repartição dos doentes por sexo

História familiar particular :

Dois dos doentes tinham uma história familiar de HDL num dos pais, um dos quais foi submetido a uma cura cirúrgica.

História pessoal :

Apenas um doente apresentava anemia por deficiência de ferro

Hábitos e atividade desportiva :

Três dos doentes praticavam actividades desportivas regulares. Dois praticavam musculação e um fazia ginástica.

2. Estudo clínico :

Tempo até ao diagnóstico positivo :

O tempo decorrido entre o início dos sintomas e o diagnóstico positivo variou entre 1 e 6 meses, com uma média de 4,2 meses.

Noção de traumatismo lombar :

Esta noção foi encontrada em 6 doentes, incluindo 2 casos de acidentes desportivos, 2 casos de acidentes domésticos e 2 casos de acidentes rodoviários.

Motivo da consulta :

Em todos os casos, os pacientes consultaram por lombalgia mecânica unilateral e monoradicular do tipo L5 em 12 casos e do tipo S1 em 3 casos, à direita em 9 casos e à esquerda em 6 casos. 4 pacientes sofriam de claudicação radicular intermitente com redução do perímetro de marcha. Nenhum dos doentes apresentava perturbações vesicoesfincterianas.

Exame neurológico :

A síndrome da coluna vertebral foi registada em todos os doentes.

-Atitude analgésica pseudo-escoliótica em 9 pacientes.

Rigidez da coluna vertebral em todos estes doentes, definida por uma distância mão-solo > 10 cm. Esta distância era > 20 cm em 6 casos.

O sinal de Lasègue foi encontrado unilateralmente em todos os pacientes. Era <30° em 6 pacientes.

Hipoestesia dos territórios de L5 e S1 foi encontrada em 3 pacientes.

A abolição dos ROTs de Aquiles foi encontrada em 2 pacientes.

Não foram detectados défices motores ou anestesia na sela.

Revisão geral :

Foi encontrado um morfotipo magro em 6 doentes, 4 dos quais eram rapazes.

O IMC variava entre 18 e 27,5.

Duração do tratamento médico :

A duração do tratamento médico, que incluiu analgésicos, anti-inflamatórios e relaxantes musculares, bem como um estilo de vida saudável e reabilitação motora, variou entre 2 meses e 2 anos, com uma média de 10 meses.

Testes adicionais:

TAC lombar :

Foram efectuados exames de TC lombar em todos os doentes e de RM lombar em 6 casos.

Eles mostraram:

• 3 casos de HDL duplo: L4-L5 e L5-S1 (Figura 3)

• 4 casos de canal lombar estreito agravado por HDL L4 -L5

• 5 casos de HDL L4-L5 simples

• 3 casos de HDL L5-S1 simples

• Avulsão da lista marginal posterior em 4 casos 6 destas hérnias eram particularmente grandes.

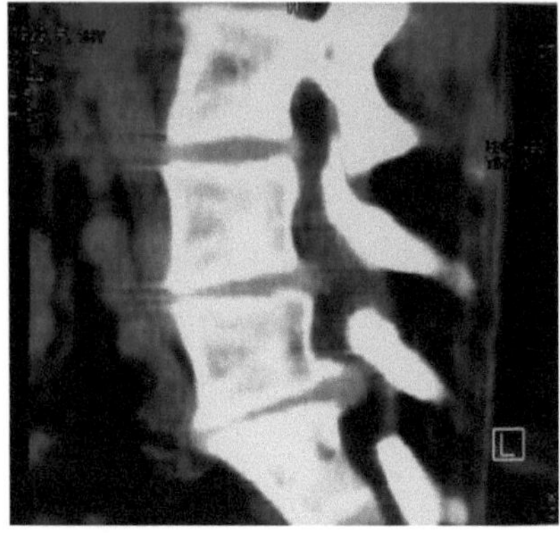

Figura 3.b

Figura 3.a

Figura 3: Tomografia computorizada lombar

a- Secção sagital mostrando HDL duplo L4-L5 e L5-S1

b- Secção axial mostrando duplo HDL L4-L5 e L5-S1 medial e paramedial esquerdo

Ressonância magnética lombar :

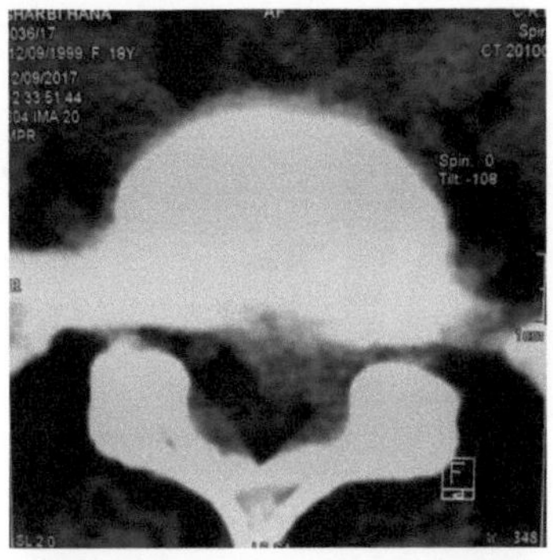

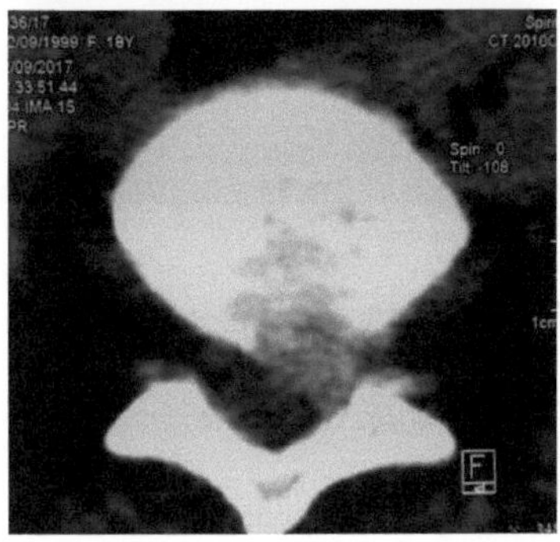

Foi efectuada em 6 casos (Figura 4).

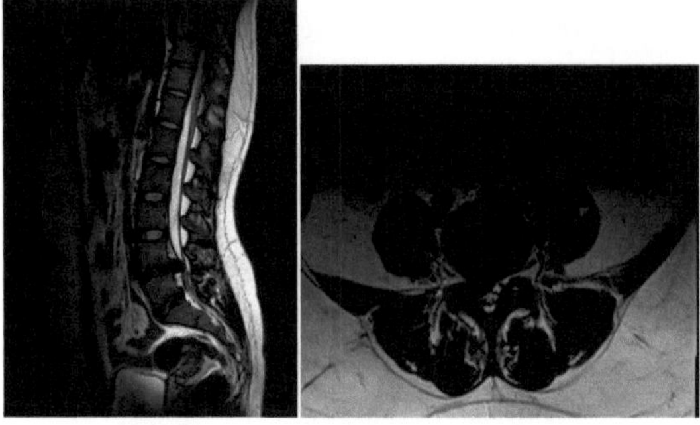

Figura 4.a

Figura 4.b

Figura 4: Ressonância magnética lombar:

a- Secção sagital T2 mostrando um grande HDL L4-L5

b- Secção axial T2 mostrando um volumoso HDL L4-L5 mediano e paramediano direito

3. Tratamento cirúrgico :

Na nossa série, todos os doentes foram submetidos a cirurgia porque a sua ciática era resistente ao tratamento médico.

Técnica cirúrgica :

- Foi proposta uma abordagem interlaminal unilateral de uma só etapa em 9 casos e uma abordagem de duas etapas em 2 casos.

• A operação consistiu na remoção da hérnia combinada com uma discectomia cuidadosa.

• 4 casos de canal lombar estreito agravado por HDL beneficiaram de uma abordagem interespinhosa.

Achados intra-operatórios :

Em todos os doentes, a hérnia discal era particularmente macia e o disco estava bem hidratado.

Em 6 doentes, a hérnia discal era particularmente grande.

4. Evolução pós-operatória: Duração do internamento hospitalar :

A duração média do internamento foi de 48 horas.

Evolução dos sintomas :

O seguimento dos doentes variou entre 6 meses e 24 meses.

Em todos os casos, registou-se uma melhoria acentuada da dor ciática.

Quatro dos pacientes ainda apresentavam dor lombar mecânica.

Não foi registado qualquer impacto na estática da coluna vertebral durante o período de acompanhamento.

Não foram registados casos de recorrência.

Complicações cirúrgicas :

Apenas um caso de rutura dural (suturada intraoperatoriamente) foi registado na nossa série. Não foi complicada por fuga de LCR ou meningite.

Não foram registadas outras complicações de natureza infecciosa ou hematoma no local.

Reabilitação e vida saudável:

Todos os doentes foram submetidos a reabilitação motora, com início 1 mês após a cirurgia e durante 3 meses, com 3 sessões por semana. A reabilitação incluiu o reforço dos músculos erectores da espinha e a reeducação da marcha.

DISCUSSÃO

Embora a hérnia discal lombar seja uma patologia frequente nos adultos, é rara em indivíduos com menos de 19 anos. O nosso estudo teve como objetivo determinar as caraterísticas etiopatogénicas, clínicas e paraclínicas da HDL em adolescentes e salientar a importância de um tratamento precoce e específico. No entanto, o nosso estudo é limitado pelo número relativamente pequeno de casos e pela sua natureza retrospetiva.

1. Enquadramento teórico :

Anatomia :

O disco intervertebral :

Sendo a principal ligação entre as vértebras lombares, a DIV não só resiste à gravidade e a tensões mecânicas complexas, como também assegura a mobilidade multidirecional da coluna lombar. Esta fibrocartilagem tem uma forma muito variável que corresponde à das placas vertebrais. Na região lombar, a espessura da DIV varia de 10 a 15 mm e aumenta de L1-L2 para L4-L5. O índice discal elevado (relação entre a altura da DIV e o corpo vertebral igual a 1/5) favorece a mobilidade. A DIV é mais espessa anteriormente do que posteriormente, contribuindo para a formação da lordose lombar fisiológica. Adere às placas vertebrais e aos ligamentos vertebrais comuns anterior e posterior.

É uma estrutura avascular com pouca inervação no estado normal e é constituída por duas partes (Figura 5):

□ O núcleo pulposo ou núcleo pulposo: situado no centro do disco e cujos limites com o anel fibroso não são muito claros. É um gel rico em água (80%) e proteoglicanos.

□ O ânulo fibroso ou anel: corresponde à parte periférica da DIV, constituída por lamelas concêntricas cujas fibras estão muito próximas umas das outras e são oblíquas, o que lhes permite deslizar umas em relação às outras, permitindo ao disco resistir a esforços de tração, compressão ou torção.

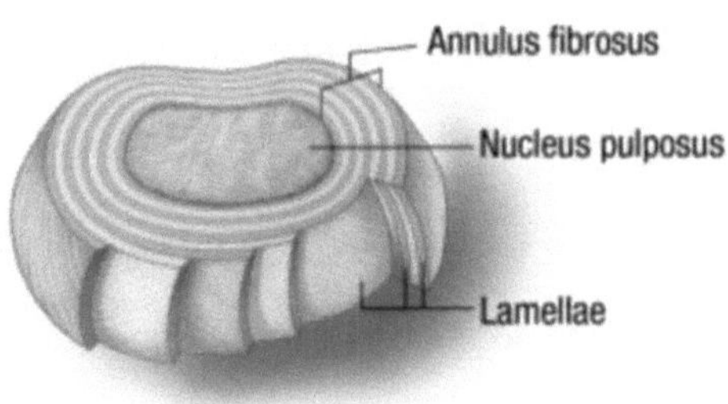

Figura 5: O disco intervertebral (2)

Nervos espinais lombares :

Contidos no saco dural com os outros envelopes meníngeos e o LCR, os nervos espinhais lombares fornecem a inervação sensório-motora dos dois membros inferiores (Figura 6). O nervo ciático maior contém fibras dos 4° e 5° nervos lombares e dos 1° e 3° nervos sacrais. Tem uma forma achatada e uma largura de 10 a 15 mm na sua origem. Corre para baixo, primeiro na região glútea e depois na região posterior da coxa. Divide-se na fossa poplítea em dois ramos terminais, o nervo fibular comum (ou nervo ciático poplíteo externo) e o nervo tibial (ou nervo ciático poplíteo interno). As raízes de L5 e S1 constituem a maior parte das fibras que compõem o nervo ciático:

♣ As raízes de L5: nascem em frente à parte média do processo espinhoso de D12.

♣ Raízes S1: originam-se abaixo do processo espinhoso de L2. Descem dentro do saco dural, saem dele perfurando a dura-máter e entram no espaço epidural para alcançar o forame magno, de onde saem da coluna vertebral.

♣ Ao longo do seu percurso, a raiz descreve duas secções:

o Uma porção intradural, que se desloca entre as raízes da cauda equina até emergir da dura-máter, atrás da superfície posterior do disco L4-L5 para as raízes L5 e ao nível do bordo inferior do disco L5-S1 para as raízes S1.

o Uma porção extradural, dividida em 3 segmentos:

* O segmento retro-discal: forma o trajeto interdiscoligamentar. É aqui que as raízes estão sujeitas a compressão.

* O segmento pedicular: a este nível, a raiz situa-se entre o corpo vertebral à frente, o pedículo no exterior e a articulação articular superior atrás.

* O segmento foraminal: é aqui que se encontra o gânglio espinal. Apenas a parte superior do forame está em contacto com a raiz. A parte inferior contém apenas gordura e anastomoses venosas (3).

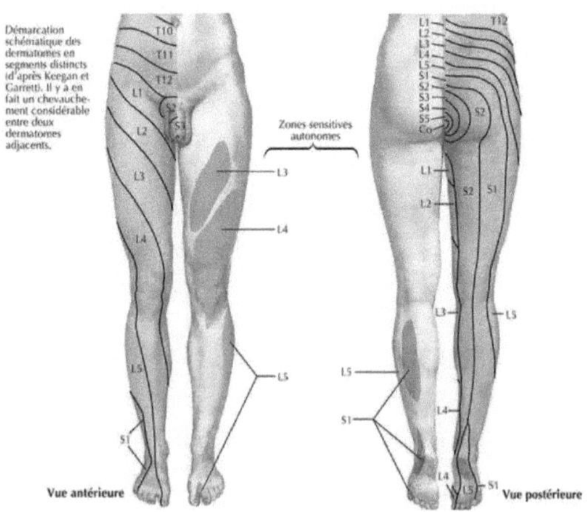

Figura 6: Dermatomas do membro inferior (4)

Fisiopatologia :

Danos no disco :

Nos adultos, a deterioração do disco deve-se principalmente ao envelhecimento, que é acompanhado por alterações na estrutura, composição e vascularização. Estas alterações são responsáveis pelo enfraquecimento do disco. Mais tarde, formam-se fissuras radiais, cujo aparecimento parece coincidir com as manifestações clínicas. Nos adolescentes, a HDL é frequentemente pós-traumática; um traumatismo violento da coluna lombar é responsável por uma hiperpressão intra-discal por um mecanismo de flexão-compressão que é responsável pela rutura da parte posterior do anel fibroso (5). A raridade da HDL nos adolescentes explica-se pela natureza da DIV, que é mais hidratada do que a dos adultos (6).

Hérnia :

Não há modificação do núcleo sem anomalias avançadas do anel. No traumatismo da coluna lombar, a rutura da parte posterior do anel discal está associada à herniação de parte do núcleo para trás, comprimindo a bainha dural e a medula, ou as raízes nervosas laterais. No seu trajeto, o núcleo encontra duas barreiras sobrepostas:

- A primeira é constituída pelas fibras verticais do anel fibroso do disco.

- O segundo, mais resistente, é formado pelas fibras do ligamento vertebral comum posterior, que é mais resistente na parte medial.

Na primeira fase, de duração variável, o núcleo reprimido vai distender o anel fibroso e empurrar para trás o ligamento vertebral comum posterior: é a fase de distensão do disco, que se manifesta clinicamente por lombalgia pura, lombossacralgia ou ataques de lumbago. Numa segunda fase, a distensão pelo núcleo do que resta do anel fibroso e do ligamento vertebral comum posterior vai produzir uma protuberância posterior, muitas vezes transferida para as partes laterais deste ligamento: é a fase da protrusão discal. O conflito disco-radicular é então desencadeado. Nesta fase, tal como na fase seguinte, a pressão do núcleo tende a ser reduzida pelo abaulamento discal homolateral e posterior. O mesmo se aplica quando o núcleo é reintegrado. A própria raiz é o local de uma "radiculite inflamatória" resultante da compressão. Numa terceira fase, o anel fibroso rompe-se, o sequestro fibrocartilagíneo e uma parte do núcleo enucleam-se e herniam-se, alojando-se em frente do ligamento vertebral comum posterior: é o sequestro discal. A herniação torna-se irredutível. Nesta fase, tal como na fase seguinte, o impacto discoradicular pode ser muito agudo. Do mesmo modo, pode ocorrer uma isquémia radicular por compressão, que conduz a um défice motor.

Esta é a forma paralisante. Na quarta fase, o ligamento vertebral comum posterior pode ser perfurado e o sequestro exterioriza-se: é a fase de exclusão do disco, cujos sintomas e evolução variam consoante o volume do sequestro (3).

Mecanismos de dor :

Desde a demonstração da relação entre a hérnia discal e a ciática, foi aceite que a compressão radicular por uma hérnia discal é a causa da ciática, mas é agora aceite que existem factores químicos para além da componente mecânica. Os argumentos clínicos a favor da teoria "química" são :

- taxas de insucesso da cirurgia do disco

- a existência de grandes hérnias discais assintomáticas

- a existência de radiculalgia grave sem compressão radicular

- a fraca correlação entre a gravidade dos sintomas neurológicos e o tamanho da hérnia discal

- o resultado frequentemente favorável após um tratamento

conservador

- Os argumentos experimentais também apoiam esta teoria:

- A capacidade de reabsorção espontânea da hérnia discal

- Imunogenicidade do disco intervertebral

- a presença de mediadores inflamatórios no interior do disco. A teoria fisiopatológica atual incrimina as substâncias pró-inflamatórias segregadas pelo núcleo pulposo (NP) que, para provocar radiculalgia, devem estar associadas a uma agressão mecânica prévia ou simultânea da raiz (3). Experiências em animais mostraram que o NP pode, sem compressão mecânica, induzir anomalias funcionais e estruturais na raiz nervosa, e que estes efeitos, mais ou menos inibidos pela metilprednisolona, diclofenac, indometacina, doxiciclina e ciclosporina, eram gerados por substâncias localizadas na superfície das células do NP (3).

2. Estudo epidemiológico: Frequência e incidência :

A incidência de hérnia discal lombar em indivíduos com menos de 19 anos de idade está estimada em 5,5 casos por 100.000 pessoas por ano. Nos adultos, é de 123,3 casos por 100.000 pessoas (7). O HDL em indivíduos com menos de 19 anos representa 0,5 a 6,8% de todo o

HDL (8).

Repartição por idade :

Um estudo americano com 87 crianças e adolescentes operados por HDL concluiu que 51% tinham idades compreendidas entre os 17 e os 18 anos, 46% tinham idades compreendidas entre os 13 e os 16 anos e 2,5% tinham idades inferiores a 12 anos (7). Na nossa série, 33,3% dos doentes tinham idades compreendidas entre os 14 e os 16 anos e 66,7% tinham idades compreendidas entre os 16 e os 18 anos.

Género :

Houve uma clara predominância do sexo masculino em todas as séries relatadas na literatura (9). O rácio entre os sexos variou. Numa meta-análise recente foi de 1,5 (10). Na nossa série foi de 2.

Peso e tamanho :

A relação entre a obesidade e o HDL nos adolescentes ainda não está bem estabelecida. Está, no entanto, associada à degenerescência discal (10). Na nossa série, apenas 13,3% dos doentes tinham excesso de peso. Além disso, na série de Kamoun (11), metade dos doentes eram magros e de membros longos, enquanto apenas 18% tinham excesso de peso. Na nossa série, a percentagem de doentes com membros longos foi de 40%.

Actividades desportivas :

A atividade atlética intensa 5 dias por semana ou 20 horas por semana é um fator de espondilolistese. Foi demonstrado que os jogadores de ténis e os halterofilistas desenvolvem patologias discais e espondilolistese mais frequentemente do que a população em geral.

É difícil determinar se é o traumatismo da coluna vertebral ou a atividade desportiva em si que é responsável pelo HDL (10).

Traumatismo lombar :

O traumatismo da coluna lombar foi considerado como um fator que favorece o aparecimento de HDL nos adolescentes (10). Esta noção foi relatada em várias séries em diferentes percentagens [33-100%] (12-15).

A taxa de traumatismo da coluna lombar foi de 40% na nossa série.

Factores genéticos :

13 a 57% dos adolescentes com HDL têm um progenitor com a mesma doença (16). Na nossa série, esta taxa foi de 13%.

3. Estudo clínico :

Motivo da consulta :

Os sintomas clínicos são frequentemente diferentes dos observados nos adultos. A dor lombar é frequentemente menos intensa do que nos adultos (16). A combinação de lombalgia e ciática está presente em 58% dos casos para deORio et al (17) e em 70% dos casos segundo Ferrante et al (18). Esta menor frequência de sintomas funcionais nos adolescentes está associada a uma melhor tolerância da raiz nervosa. Na nossa série, todos os doentes apresentavam dor lombar unilateral, associada em 26% dos casos a claudicação radicular intermitente.

Tempo até ao diagnóstico positivo :

A duração foi variável, com uma média de 4,2 meses. O atraso no diagnóstico, por vezes observado, deveu-se à falta de conhecimento desta patologia por parte dos adolescentes. Durante este período, verificou-se um impacto no quotidiano e na escolaridade dos adolescentes.

Exame neurológico :

A síndrome da coluna vertebral é geralmente mais grave nos adolescentes do que nos adultos. Trata-se de uma rigidez mais ou menos dolorosa da coluna vertebral, que pode anular a lordose fisiológica, impedindo a anteflexão normal do tronco. É frequentemente acompanhada de contratura paravertebral e de desequilíbrio lateral, ou mesmo de uma atitude escoliótica (16). Estudos recentes concluíram que a HDL é mais frequentemente lateralizada no lado convexo (87% dos casos) (A escoliose pode levar a claudicação (19) e pode ser um motivo de consulta (16). Para Liquois et al (20), o síndroma espinal é um sinal constante. Na nossa série, o síndroma espinal estava presente em todos os doentes. Era importante em 60% dos casos. Relativamente à síndrome radicular, parece que o sinal de Lasègue é mais sensível nos adolescentes do que nos adultos (10). O sinal de Lasègue é positivo em 85% dos casos, segundo Ginsburg et al (19), e em 92% dos casos, segundo Ferrante et al (18). O sinal de Lasègue é mais frequentemente grave (21). No nosso estudo, todos os doentes apresentavam um sinal de Lasègue. Este era apertado em 40% dos casos. Além disso, de acordo com as várias séries da literatura, a taxa de défice motor e de anomalias do ROT é muito baixa (10). Na nossa série, a hipoestesia dos territórios de L5 e S1 foi encontrada em 20% dos casos, a abolição dos ROT de Aquiles foi encontrada em 13% dos casos e nenhum doente apresentou um défice motor.

Testes adicionais:

TAC lombar :

Este é o exame de primeira linha.

Os pisos mais frequentemente afectados nos adolescentes são L4-L5 e L5-S1 (93% dos casos) (10). O nível L4-L5 é mais frequente nos adolescentes do que nos adultos (52% versus 41%) (10).

Foram efectuadas tomografias computorizadas lombares em todos os doentes do nosso estudo. A HDL dupla L4-L5 e L5-S1 foi encontrada em 20% dos casos, a HDL L4-L5 em 60% dos casos, associada a um canal lombar estreito em 26% dos casos, e a HDL única L5-S1 em 20% dos casos.

A avulsão da lista marginal posterior foi encontrada em 26% dos casos. Em 40% dos casos, o HDL era particularmente grande.

A avulsão da listel marginal posterior corresponde a um descolamento agudo ou sub-agudo da listel, de origem traumática (20). Este descolamento pode ser visível a partir dos 6 anos de idade, uma vez que a ossificação da listel começa nesta idade e funde-se com o corpo vertebral a partir dos 17 anos, estando completamente fundida entre os 18 e os 25 anos (20).

Ressonância magnética lombar :

Embora a TC seja o exame de referência na avaliação inicial da ciática comum, a sua inadequação em termos de exploração do compartimento intradural obriga à realização de RM.

Isto permite :

♣ Análise da migração hernial e da estenose ductal associada.

♣ Exploração de todos os discos lombares.

♣ Exploração do compartimento intradural.

Na nossa série, a RM lombar foi efectuada em 40% dos casos, para além da TAC.

Tratamento :

Tratamento médico :

O primeiro tratamento a pôr em prática deve ser conservador. Trata-se de uma combinação variável de repouso, analgésicos e anti-inflamatórios, relaxantes musculares, fisioterapia e espartilho. Os sinais podem regredir, sobretudo quando a lesão é uma hérnia discal isolada sem avulsão do listel marginal posterior (18). Para os adultos, a duração recomendada do tratamento médico é de 6 a 12 semanas

(22). Para os adolescentes, de acordo com Fakouri (12), a duração média é de 10,5 semanas. Nestes jovens, que estão no meio das suas actividades escolares, sociais e desportivas, a dor lombar incapacitante e persistente pode afetar o seu desempenho, além de que a duração do tratamento conservador deve ser o mais curta possível, tendo em conta os bons resultados do tratamento cirúrgico e o maior impacto na vida social (12).Todos os estudos concordam que a HDL nos adolescentes responde menos bem ao tratamento médico do que nos adultos (23). A duração do tratamento médico foi maior na nossa série, variando de 2 meses a 2 anos, com uma média de 10 meses.

Tratamento cirúrgico :

No caso de uma hérnia discal isolada, o tratamento deve limitar-se à excisão do fragmento herniado. Nos adolescentes, o disco está muito bem hidratado. A curetagem completa do disco é difícil e expõe o doente ao risco de recidiva (18). No nosso estudo, realizámos uma excisão completa do fragmento herniado e uma discectomia cautelosa. No caso de avulsão do listel marginal posterior, a simples remoção do fragmento saliente com preservação do disco intervertebral é recomendada por Liquois et al (20). A laminectomia deve ser evitada a todo o custo devido ao risco de desestabilização do adolescente (19).

Na nossa série, foi proposta uma abordagem interlaminal numa única fase em 9 casos e uma abordagem em duas fases em 2 casos. 4 casos de canal lombar estreito agravado pelo HDL beneficiaram de uma abordagem interespinhosa. Foram descritas na literatura outras técnicas cirúrgicas. Um estudo que comparou a discectomia com artrodese e a discectomia isolada não mostrou diferenças significativas nos resultados funcionais (23). Outro estudo norueguês comparou a discectomia convencional com a microdiscectomia e concluiu que não havia superioridade para esta última técnica (10).

Evolução :

Resultados funcionais :

Após 1 a 2 anos de pós-operatório, 4,5 a 14% dos adolescentes estão insatisfeitos (24), (25). Em comparação com os adultos, os estudos não são unânimes. De facto, um estudo sueco e outro estudo chinês mostraram que a percentagem de adolescentes com melhoria da dor lombar era superior à dos adultos (15). Em contrapartida, um estudo norueguês não mostrou qualquer diferença significativa (10). No nosso estudo, o seguimento dos doentes variou entre 6 e 24 meses. Verificou-se uma melhoria acentuada da dor ciática em todos os casos. Quatro dos pacientes mantiveram dor lombar mecânica.

Complicações cirúrgicas :

Existe um consenso geral na literatura de que as complicações cirúrgicas são raras, ocorrendo em menos de 1% dos casos. Estas complicações são infecciosas ou, mais raramente, conduzem a hematoma no local (10).

Na nossa série, foi registado apenas um caso de rutura dural. Não foi complicada por fuga de LCR ou meningite. Não foram registadas outras complicações de natureza infecciosa ou hematoma no local.

Risco de recorrência :

O risco de recorrência no mesmo nível da primeira operação é baixo: 3% para Zucker et al (26). Por outro lado, o risco de recidiva é maior em níveis adjacentes: 8% para Ferrante et al (18). Não observámos nenhum caso de recidiva na nossa série.

CONCLUSÕES

A hérnia discal lombar é uma patologia comum nos adultos mas rara nos adolescentes, pelo que o diagnóstico e o tratamento são por vezes adiados nas pessoas com menos de 19 anos.

A sua etiopatogénese, apresentação clínica e tratamento são muito específicos dos adolescentes. Foi por esta razão que decidimos realizar este estudo.

Este foi um estudo descritivo retrospetivo de 15 pacientes operados por HDL com menos de 19 anos de idade no departamento de neurocirurgia do Hôpital Militaire Principal d'Instruction de Tunis durante um período de 8 anos, de janeiro de 2012 a dezembro de 2019.

O objetivo do nosso trabalho foi determinar as caraterísticas clínicas e paraclínicas da hérnia discal lombar em adolescentes que a distinguem da dos adultos, bem como determinar os métodos de tratamento e o prognóstico. No decurso do nosso trabalho, deparámo-nos com algumas dificuldades metodológicas, essencialmente devido ao carácter retrospetivo do nosso estudo, nomeadamente a falta de precisão de algumas informações constantes dos processos clínicos e relatórios operatórios. A nossa série incluiu 10 rapazes e 5 raparigas. Esta preponderância do sexo masculino é consistente com a literatura. A idade média ao diagnóstico foi de 16,6 anos, com predomínio da faixa etária dos 16-18 anos. Em termos de factores etiopatogénicos, a história de HDL nos pais foi encontrada em 13% dos casos da nossa série. Na literatura, variou entre 13 e 57%. O morfotipo alongado esteve presente em 40% dos casos, em consonância com os dados da literatura, onde esta percentagem atingiu os 50%. O trauma de coluna lombar foi encontrado em 40% dos nossos pacientes. De acordo com a literatura, este é considerado um fator que favorece o aparecimento de HDL em adolescentes. Esta noção tem sido relatada em várias séries com diferentes percentagens [33-100%].

O motivo da consulta foi uma lombalgia mecânica unilateral e monoradicular do tipo L5 em 80% dos casos e do tipo S1 em 20%. 26% dos doentes sofriam de claudicação radicular intermitente. Nenhum dos doentes apresentava perturbações vesicoesfincterianas.

A síndrome espinal era importante em 60% dos casos e o sinal de Lasègue era grave em 40%. Não foi encontrado qualquer défice motor. A imagiologia lombar revelou um HDL duplo L4-L5 e L5-S1 em 20% dos casos, um HDL L4-L5 em 60% dos casos, associado a um canal lombar estreito em 26% dos casos, e um HDL único L5-S1 em 20% dos casos. Em 40% dos casos, o HDL era particularmente grande. Este facto está de acordo com a literatura, que demonstrou que os estádios mais frequentemente afectados nos adolescentes são L4-L5 e L5-S1 (93% dos casos) e que o estádio L4-L5 é mais frequente nos adolescentes do que nos adultos.

A duração do tratamento médico variou entre 2 meses e 2 anos, com uma média de 10 meses. No entanto, de acordo com as últimas recomendações da literatura, a duração do tratamento conservador deve ser o mais curta possível (em média 10,5 semanas), tendo em conta os bons resultados do tratamento cirúrgico e o maior impacto na vida social.

Na nossa série, foi proposta uma abordagem interlaminal numa única fase em 60% dos casos e uma abordagem em duas fases em 13,3% dos casos. 4 casos de canal lombar estreito agravado por HDL beneficiaram de uma abordagem interespinhosa.

Efectuámos uma excisão completa do fragmento herniado combinada com uma discectomia cuidadosa. O material discal estava bem hidratado e abundante.

O procedimento cirúrgico deve ser o menos lesivo possível, respeitando os meios de estabilidade da coluna vertebral numa coluna em crescimento. Outras técnicas cirúrgicas têm sido descritas na literatura. A discectomia com artrodese ou a microdiscectomia não se mostraram superiores à discectomia convencional. O seguimento pós-operatório variou de 6 a 24 meses. Todos os doentes apresentaram uma melhoria da dor ciática. Este facto está de acordo com os resultados muito bons relatados na literatura.

O nosso estudo não conseguiu determinar com precisão a rapidez com que os adolescentes puderam regressar à escola e ao desporto.

Os doentes foram seguidos durante um período máximo de 2 anos. O impacto a longo prazo da cirurgia de HDL durante a adolescência na estática da coluna vertebral não pôde ser estudado. Estas lacunas devem-se ao carácter retrospetivo do estudo. A HDL sintomática não reconhecida nos adolescentes pode ter repercussões funcionais e sociais significativas. É necessário um tratamento precoce e especializado para garantir que o doente é operado em tempo útil. A fisioterapia desempenha um papel crucial na melhoria dos resultados funcionais pós-operatórios, prevenindo a recorrência e permitindo que o doente regresse sem demora à vida social e escolar.

REFERÊNCIAS

1. GOUPILLE, P1, [1] Serviço de Reumatologia, CHU Trousseau, Tours, França. Causas do síndroma da cirurgia lombar falhada. Revue du rhumatisme (Ed française) 1996, Vol 63, Num 4, pp 255-260 ; ref : 40 ref ISSN 1169-8330 Domaine scientifique Ortopedia traumatologia; Reumatologia.

2. Hooten WM, Cohen SP. Avaliação e tratamento da dor lombar. Mayo Clin Proc. Dez 2015;90(12):1699-718.

3. Mulleman D, Mammou S, Griffoul I, Watier H, Goupille P. Fisiopatologia da lombociatica causada por hérnia discal. Rev Rhum. maio de 2006;73(5):453-61.

4. Temas UFO. 61: Anatomia da pele | Medicine Key [Internet]. [citado 1 out 2020]. Disponível em: https://clemedicine.com/61-anatomie-cutanee/

5. 0100302TrduRachis.pdf [Internet]. [citado 1 out 2020]. Disponível em: http://campus.neurochirurgie.fr/IMG/pdf/0100302TrduRachis.pdf

6. Kim D-K, Oh CH, Lee MS, Yoon SH, Park H, Park CO. Prevalência de hérnia de disco lombar em adolescentes do sexo masculino em Seul, Coreia: Prevalência de LDH adolescente em Seul,

Coreia. Korean J Spine. 2011;8(4):261.

7. Cahill KS, Dunn I, Gunnarsson T, Proctor MR. Microdiscectomia lombar em pacientes pediátricos: uma grande série de uma única instituição. J Neurosurg Spine. Fev. 2010;12(2):165-70.

8. Ozgen S, Konya D, Toktas OZ, Dagcinar A, Ozek MM. Lumbar Disc Herniation in Adolescence (Hérnia de disco lombar na adolescência). Pediatr Neurosurg. 2007;43(2):77-81.

9. Silvers HR, Lewis PJ, Clabeaux DE, Asch HL. Excisões de disco lombar em pacientes com idade inferior a 21 anos: Spine. Nov 1994;19(21):2387-91.

10.Raghu ALB, Wiggins A, Kandasamy J. Surgical management of lumbar disc herniation in children and adolescents (Gestão cirúrgica da hérnia discal lombar em crianças e adolescentes). Clin Neurol Neurosurg. outubro de 2019;185:105486.

11.KAMOUN, N1; DZIRI, C1; BEN SALAH, F. Z1; DAGHFOUS, M. S2; HADIDANE, R1; LADEB, F3; DOUIK, M2; SLIMAN, N2. Hérnia discal lombar antes dos 21 anos de idade. Rachis (Clichy) 1997, Vol 9, Num 3, pp 131-136; ref: 22 ref. 1997;

12.Fakouri B, Nnadi C, Boszczyk B, Kunsky A, Cacciola F. Qual é o momento adequado para a intervenção cirúrgica da hérnia discal lombar no adolescente? J Clin Neurosci. setembro de 2009;16(9):1153-6.

13.Wang X, Zeng J, Nie H, Chen G, Li Z, Jiang H, et al. Discectomia interlaminar endoscópica percutânea para hérnia de disco lombar pediátrica.Childs Nerv Syst. maio de 2014;30(5):897-902.

14.Montejo JD, Camara-Quintana JQ, Duran D, Rockefeller JM, Conine SB, Blaise AM, et al. Abordagem tubular à microdiscectomia minimamente invasiva para hérnia discal lombar pediátrica. J Neurosurg Pediatr. maio de 2018;21(5):449-55.

15.Chen Y, Song R, Huang W, Chang Z. Discectomia endoscópica percutânea na hérnia discal lombar do adolescente: um estudo de 3 a 5 anos. J NeurosurgPediatr. Feb 2019;23(2):251-8.

16.CHATAIGNER, H1; ONIMUS, M1; GANGLOFF, S. LA HERNIE DISCALE DE L'ENFANT ET DE L'ADOLESCENT ASPECTS CLINIQUES ET THÉRAPEUTIQUES HERNIATED DISC IN CHILDHOOD CLINICAL AND THERAPEUTIC ASPECTS. Spine (Clichy) 1997, Vol 9, Num 4, pp 165-172, 7 p ; ref: 28 ref. 1997;

17.DeOrio JK, Bianco AJ. Excisão do disco lombar em crianças e adolescentes. J Bone Joint Surg Am. setembro de 1982;64(7):991-6.

18.Ferrante L, Mastronardi L, Lunardi P, Puzzilli F, Fortuna A. Lumbar disc herniation in teenagers. Eur Spine J. junho de 1992;1(1):25-8.

19.Ginsburg GM, Bassett GS. Dor nas costas em crianças e adolescentes: Avaliação e Diagnóstico Diferencial: J Am Acad Orthop Surg. março de 1997;5(2):67-78.

20.LIQUOIS, F1 ; DEMAY, P1 ; FILIPE, G1, [1] Departamento de Cirurgia Ortopédica e Reparadora da Criança, Hospital Armand Trousseau, 26, avenue du Docteur Arnold Netter, 75571 Paris, França. Ciática por avulsão do bordo vertebral cartilaginoso em crianças. Revue de chirurgie orthopédique et réparatrice de l'appareil moteur. 1997, Vol 83, Num 3, pp 210- 216; ref: 18 ref. 1997;

21.Takata K, Takahashi K. Hamstring tightness and sciatica in young patients with disc herniation. J Bone Joint Surg Br. março de 1994;76(2):220-4.

22.Jacobs WCH, van Tulder M, Arts M, Rubinstein SM, van Middelkoop M, Ostelo R, et al. Cirurgia versus tratamento conservador da ciática devido a uma hérnia discal lombar: uma revisão sistemática. Eur Spine J. abril de 2011;20(4):513- 22.

23.Dang L, Liu Z. Uma revisão do tratamento atual da hérnia discal lombar em crianças e adolescentes. Eur Spine J. 1 de fevereiro de 2010;19(2):205-14.

24.Strömqvist F, Strömqvist B, Jönsson B, Gerdhem P, Karlsson MK. Predictive outcome factors in the young patient treated with lumbar disc herniation surgery. J Neurosurg Spine. Out 2016;25(4):448-55.

25.Lagerbäck T, Elkan P, Möller H, Grauers A, Diarbakerli E, Gerdhem P. Um estudo observacional sobre o resultado após a cirurgia para hérnia de disco lombar em adolescentes em comparação com adultos com base no Swedish Spine Register. Spine J. junho de 2015;15(6):1241-7.

26.Zucker L, Amacher AL, Eltomey A. Discos lombares juvenis. Childs Nerv Syst. junho de 1987;3(2):125-7.

HÉRNIA DISCAL LOMBAR EM ADOLESCENTES (CERCA DE 15 CASOS OPERADOS)

RESUMO

Introdução :

A hérnia discal lombar é uma patologia frequente nos adultos. Está associada à degenerescência do disco e à desidratação. No entanto, é uma patologia rara nos adolescentes. A sua etiopatogenia, apresentação clínica e tratamento são muito específicos nos adolescentes. O objetivo do nosso trabalho foi determinar as caraterísticas clínicas e paraclínicas da hérnia discal lombar nos adolescentes, o seu tratamento e prognóstico. Métodos :

Realizámos um estudo descritivo retrospetivo sobre 15 doentes operados por DHB com idade inferior a 19 anos no departamento de neurocirurgia do Hospital Militar de Tunes durante 8 anos, de janeiro de 2012 a dezembro de 2019.

Resultados :

A idade média ao diagnóstico foi de 16,6 anos. Houve um predomínio do sexo masculino, com um rácio entre sexos de 2, e o traumatismo foi encontrado em 40% dos casos. Em todos os casos, os pacientes consultaram por lombociatalgia mecânica unilateral e monoradicular, tipo L5 em 80% dos casos e tipo S1 em 20% dos casos, associada a claudicação radicular em 26% dos casos. O síndroma raquidiano era major em 60% dos casos e o sinal de Lasegue era tight em 40% dos casos. Não foi encontrado qualquer défice motor. A imagiologia lombar encontrou em 20% dos casos uma dupla HLD L4-L5 e L5-S1, em 60% dos casos uma HLD L4-L5 associada em 26% dos casos a um canal lombar estreito e em 20% dos casos uma HLD L5-S1 única. A avulsão do listel marginal posterior foi encontrada em 26% dos casos. Em 40% dos casos, a LDH era particularmente volumosa. A duração média do tratamento médico foi de 10 meses. Na nossa série, foi proposta uma abordagem interlaminar num único estádio em 60% dos casos e uma abordagem em dois estádios em 13,3% dos casos. Quatro casos de canal lombar estreito agravados pela HCL foram tratados com uma abordagem interepinosa. Realizámos uma excisão completa do fragmento hernial seguida de uma discectomia cuidadosa. O material discal estava bem hidratado e abundante. A duração do seguimento variou entre 6 e 24 meses. Todos os doentes apresentaram uma melhoria da dor ciática.

Conclusão:

A HCL sintomática desconhecida no adolescente pode ter um impacto funcional e social importante. É necessário um tratamento precoce e especializado para que a indicação cirúrgica seja feita em tempo útil.

Palavras-chave: hérnia discal lombar - adolescente - diagnóstico - cirurgia

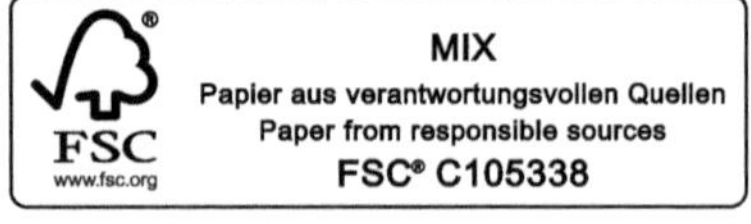

Printed by Books on Demand GmbH, Norderstedt / Germany